Fräscha sallader 2023

En kokbok för alla som vill äta hälsosamt och gott

Kurt Pålsson

Sammanfattning

Krämig krispig sallad 8
Bistro baconsallad 10
Currytonfisksallad 12
Tranbärsspenatsallad 14
Bermuda spenatsallad 16
Spenat och svampsallad 18
Läcker spenatsallad 20
Varm brysselkål, bacon och spenatsallad 22
Broccolisallad 24
Vårsallad 26
Vinter grön sallad 28
Tomat och mozzarella sallad 30
BLT sallad 32
Sallad "Den stora skönheten" 34
Mandarin och mandelsallad 36
Tonfisk och mandarinsallad 38
Makaroner och tonfisksallad 40
Asiatisk sallad 42
Asiatisk kycklingsallad 44
Cobb sallad 46
Majssallad, rucola och bacon 48
Ärtsallad 50
Raketsallad med rödbetor och getost 52
Asiatisk kålsallad 54

Asiatisk nudelsallad 56

Sparris och kronärtskocka sallad 58

Sparris och Räksallad 60

Blåbärs- och persikosallad 62

Broccolisallad 64

Broccolisallad med tranbärs- och apelsindressing 66

Avokadosallad med tomater 68

Kardemumma Citrussallad 70

Majssallad med kapris 72

Sellerisallad 74

Fetasallad med körsbärstomater och gurka 76

Gurksallad med mynta och fetaost 78

Korn och körsbärstomatsallad 80

Gurksallad med vindruvor och mandel 82

Quinoa och gurksallad 84

Couscous med pistagenötter och aprikoser 86

Kålsallad 88

Kall ärtsallad 90

Gurksallad Yoghurt 92

grekisk sallad 94

Pappas potatissallad 96

Endivesallad med valnötter, päron och gorgonzola 98

Fänkålssallad med myntavinägrett 100

Fänkål, Radicchio och endivesallad 102

Rödbets- och citrussallad med grönkål och pistagenötter 104

Guldbets- och granatäppelsallad 106

Läcker majs och svarta bönor sallad 108

Crunchy Broccolisallad 110

Sallad i bistrostil 112

Spenat och björnbärssallad 114

Grönsakssallad med schweizisk ost 116

God morotssallad 118

Marinerad grönsakssallad 120

Rostad färgad majssallad 122

Krämig gurka 124

Marinerad svamp- och tomatsallad 126

Bönsallad 128

Rödbetssallad med vitlök 130

Marinerad majs 131

Ärtsallad 133

Rova sallad 135

Äppelavokadosallad 137

Majs, bönor och löksallad 139

Italiensk vegetarisk sallad 141

Skaldjurspastasallad 143

Grillad grönsakssallad 145

Läcker sommar majssallad 147

Krispig ärtsallad med kola 149

Magisk svartbönsallad 151

Mycket god grekisk sallad 153

Fantastisk thailändsk gurksallad 155

Tomatbasilikasallad med hög proteinhalt 157

Snabb avokado- och gurksallad 159

Kornsallad med tomater och fetaost 161

Engelsk sallad av gurka och tomat 163

Mormors aubergine sallad 165

Morot, bacon och broccolisallad 167

Gurka och tomatsallad med gräddfil 169

Tomat Tortellini sallad 171

Broccoli och bacon i majonnässås 174

Kycklingsallad med gurkgrädde 176

Grönsaker med pepparrotssås 178

Sötärt och pastasallad 180

Färgad pepparsallad 182

Kycklingsallad, torkade tomater och pinjenötter med ost 184

Mozzarella och tomatsallad 186

Kryddig zucchinisallad 188

Tomat- och sparrissallad 190

Gurksallad med mynta, lök och tomat 192

Adas salatas 194

Ajvar 196

Bakdoonsiyyeh sallad 198

Rellen sallad 199

Curtido sallad 201

Gado Gado sallad 203

Hobak Namulu 205

Horiatiki sallad 207

Waldorf kycklingsallad 209

Linssallad med oliver och fetaost 211

Thai grillad nötköttsallad 213

Amerikansk sallad 215

Krämig krispig sallad

Ingredienser

En kopp majonnäs

2 msk. äppelcidervinäger

1 tesked. Kummin frön

1 kålhuvud, strimlad

2 schalottenlök, hackade

2 gröna äpplen, skurna i skivor

1 kopp bacon

Salta och peppra efter smak

Metod

Majonnäs ska blandas med spiskummin och äppelcidervinäger. När väl blandad, släng blandningen med finhackad kål, schalottenlök, gröna äpplen och kokt bacon. Blanda nu ingredienserna väl, smaksätt sedan efter smak, tillsätt salt och peppar om det behövs, efter smak och ställ sedan åt sidan en stund innan servering.

Njut av!!

Bistro baconsallad

Ingredienser

1 kopp bacon

2 msk. äppelcidervinäger

1 tesked. Dijon senap

Olivolja

1 gäng blandade gröna

Salta och peppra efter smak

1 ägg, pocherat

Metod

Först steks baconet och sedan hackas det stekta baconet. Blanda nu cidervinäger, dijonsenap, olivolja, salt och peppar i en skål. Efter att ha blandat alla dessa ingredienser väl, kombinera denna blandning med mesclun grönsaker. Garnera sedan salladen med hackat bacon och pocherat ägg.

Njut av!!

Currytonfisksallad

Ingredienser

1 tesked. Curry pulver

Vegetabilisk olja

½ kopp En kopp majonnäs

Limejuice

En burk tonfisk

2 rödlökar, skivade

1 knippe koriander

10-12 gyllene russin

Salta och peppra efter smak

Metod

Currypulvret rostas i vegetabilisk olja och ställs sedan åt sidan för att svalna.

Lägg nu majonnäs, limejuice, salt och peppar i en skål och blanda väl. Ta nu det rostade pulvret och denna blandning och blanda det med den konserverade melodin, koriander, rödlök och russin. Blanda väl och servera sedan salladen läcker efter smak och intressant.

Njut av!!

Tranbärsspenatsallad

Ingredienser

½ kopp smör

Mindre än en kopp mandel, blancherad

Ett halvt kilo spenat, skuren i bitar

En kopp torkade tranbär

1 tesked. Sesamfrön, rostade

1 tesked. Vallmofrön

1/2 kopp vitt socker

1 lök, hackad

1 tesked. Paprika

Cirka 1/2 kopp vitvinsvinäger

äppelcidervinäger

1/2 kopp vegetabilisk olja

Metod

Ta en stekpanna och smält smöret i oljan på låg värme, tillsätt sedan mandeln och rosta dem. Och när den är rostad, låt den svalna lite. Ta nu en annan medelstor skål, blanda sesamfrön, vallmofrön, socker, lök, med vitvinsvinägern, äppelcidervinägern och oljan. Blanda sedan denna blandning med spenaten och häll den till sist i skålen med rostad mandel och torkade blåbär. Sedan är salladen klar att serveras.

Njut av!!

Bermuda spenatsallad

Ingredienser

5-6 ägg

1/2 lb bacon

Cirka två kilo spenat, finhackad

3 krutonger

1 kopp svamp

1 lök

En kopp vitt socker

Vegetabilisk olja

1 tesked. Svartpeppar, mald

selleri frön

1 tesked. Dijon senap

Metod

Lägg äggen i en kastrull och täck kastrullen helt med kallt vatten, låt vattnet koka upp, låt sedan ägget lägga sig i vattnet, ställ sedan kastrullen åt sidan och låt det svalna. När äggen är kalla, skala och hacka dem. Lägg nu baconet i en panna och koka det tills det blir brunt. Efter tillagning av dem, töm dem.

Ta nu resten av ingredienserna och blanda väl. När den är väl blandad är salladen klar att serveras.

Njut av!!

Spenat och svampsallad

Ingredienser

1 lb bacon, skivad

3 ägg

1 tesked. vitt socker

2-3 msk. av vatten

2 msk. av äppelcidervinäger

Ett kilo spenat

salt

Cirka ett halvt kilo svamp, skuren i skivor

Metod

Ta en stor stekpanna och koka baconskivorna i oljan på medelvärme. När baconet fått färg, smula sönder det och ställ åt sidan och håll samtidigt baconfettet åt sidan. Lägg nu äggen i pannan och täck med vatten och låt sedan vattnet koka upp. Ta sedan ut äggen ur ugnen och låt dem svalna, skala dem sedan och skär dem i klyftor. Lägg nu sockret, vattnet, vinägern och saltet i pannan med ister och värm dem väl. Lägg nu alla ingredienser med spenaten i en stor skål, blanda ihop dem och den läckra salladen är klar att serveras.

Njut av!!

Läcker spenatsallad

Ingredienser

3 ägg

Ett halvt kilo bacon, skivat

Gäng spenat, rengjorda och torkade

Ungefär en kopp socker

1/2 kopp vit vinäger

En kopp rödvinsvinäger

3 salladslökar

Metod

Ta äggen i en kastrull och täck dem med tillräckligt med kallt vatten och låt sedan vattnet koka upp, täck pannan. När äggen är klara, ställ dem åt sidan för att svalna och skala dem sedan och skär dem i skivor eller klyftor. Ta nu med ärtorna i pannan och koka dem på låg värme. När baconet är brynt, överför det till en stor skål med spenaten och salladslöken. Häll ner isteret och resten av ingredienserna i skålen, blanda väl och sedan är salladen klar att serveras.

Njut av!!

Varm brysselkål, bacon och spenatsallad

Ingredienser

6-7 skivor bacon

2 koppar brysselkål

1 tesked. Kummin frön

2 msk. Vegetabilisk olja

2 msk. Vitvinsvinäger

1/2 pund spenat, hackad, sköljd och klappad torr

Metod

Baconet ska läggas i en kastrull och tillagas på medelvärme tills baconet fått färg. När de är kokta smula sönder dem och ställ dem sedan åt sidan. Nu ska groddarna ångkokas tills de har mjuknat. Tillsätt groddarna med spiskummin i det återstående isteret av pannan och rör om i en minut eller två tills de är mjuka. Ta nu alla ingredienser tillsammans med bacon, spenat i en skål och blanda sedan väl. När den är väl blandad är den läckra salladen redo att serveras.

Njut av!!

Broccolisallad

Ingredienser

1 kopp majonnäs med låg fetthalt

2 broccolihuvuden, färska, skurna i bitar

1/2 dl rödlök, finhackad

1/2 kopp russin

2 msk. Vitvinsvinäger

1 tesked. Vitt socker1 kopp solrosfrön

Metod

Ta en non-stick panna och koka på medelvärme tills de är gyllenbruna. Häll sedan av baconet och håll det åt sidan. Lägg nu alla ingredienser i en skål, tillsammans med det kokta baconet och blanda väl. När de är väl blandade, ställ dem i kylen i en eller två timmar och servera dem sedan väldigt kalla.

Njut av!!

Vårsallad

Ingredienser

1/2 dl valnötter, hackade

1 knippe spenat, rensad och skuren i lagom stora bitar

1/2 kopp tranbär

1/2 kopp ädelost, strimlad eller smulad

2 tomater, kärnade ur och hackade

1 avokado, skalad och tärnad

2 msk. rödvinsvinäger

2 msk. Röd hallonsylt

1 kopp valnötsolja

Salt och svartpeppar, efter smak

Metod

Ugnen ska förvärmas till 190°C och sedan ska valnötterna läggas i en panna och sedan rostas tills de är gyllenbruna. Ta nu en skål och blanda spenat, valnötter, tranbär, rödlök, avokado, ädelost och tomater. När väl blandat, ta en annan liten skål och blanda sylt, valnötsolja, peppar, salt och vinäger. Häll nu denna blandning över salladen och blanda väl. Innan servering, kyl i en timme eller två.

Njut av!!

Vinter grön sallad

Ingredienser

1 knippe kålblad, hackade

1 knippe grönkålsblad, hackade

1 romansallad, putsad

1 rödkålshuvud

1 päron

1 Bermudalök

1 avokado, skalad och tärnad

2 morötter, rivna

2-3 msk. russin

Olivolja

Vinäger

1 tesked. Honung

1 tesked. Origan

1 tesked. Dijon senap

1 vitlöksklyfta, hackad

pepparkorn

Metod

Ta en stor skål och blanda grönkålsbladen, grönkålen och rivna morötter med kål, valnötter, tomater och russin och blanda ihop. Ta nu en annan liten skål och ta resten av ingredienserna och blanda väl. När ingredienserna är väl blandade, ta blandningen och häll den över skålen med kål och kålblad och täck dem väl. Så det är klart att serveras.

Njut av!!

Tomat och mozzarella sallad

Ingredienser

5 tomater

1 dl mozzarella, skuren i skivor

2 msk. Olivolja

2 msk. Balsamvinäger

Salta och peppra efter smak

Färska basilikablad, rivna

Metod

Ta upp tomaterna och mozzarellan på ett serveringsfat och arrangera dem växelvis. Vid det här laget blandas olja, vinäger, salt och peppar och hälls sedan upp på serveringsfatet. Innan du serverar salladen, strö basilikabladen över salladen.

Njut av!!

BLT sallad

Ingredienser

1 pund bacon

1 kopp majonnäs

1 tesked. Vitlökspulver

Salta och peppra efter smak

1 Chef Romaine

2 tomater

2 krutonger

Metod

Baconet ska brynas i en panna på medelvärme tills det är gyllenbrunt, låt rinna av och ställ åt sidan. Ta nu en matberedare och bearbeta majonnäs, mjölk, vitlökspulver, peppar tills du får en slät konsistens. Så salladsdressingen är klar. Vid det här laget lägger du salladen, det kokta baconet, tomaterna och krutongerna i en skål och häller sedan på såsen och täcker dem väl. Innan servering, kyl i en timme eller två.

Njut av!!

Sallad "Den stora skönheten"

Ingredienser

1 gäng babyspenatblad

2 rödlökar

1 burk mandariner, avrunnen

1 dl torkade tranbär

½ kopp smulad fetaost

1 kopp vinägrett salladsdressing

Metod

Ta alla ingredienser, utom salladsdressingen, i en stor skål och blanda väl.

När ingredienserna är väl blandade, strö salladsdressingen på skålen med sallad och så är den vackra salladen redo att serveras.

Njut av!!

Mandarin och mandelsallad

Ingredienser

1/2 lb bacon

2 tsk. Vitvinsvinäger

1 tesked. Honung

1 tesked. Kryddig senap

1 tesked. Selleri salt

1 tesked. Paprika

1 röd salladsblad

1 burk mandariner, avrunnen

2 salladslökar, skurna i klyftor

1 dl mandel, försilvrad

Metod

Ta en panna och koka baconet, täck över det, tills det blir gyllenbrunt. För att förbereda salladsdressingen, blanda honung, vinäger, senap med sellerisalt, paprika och olivolja. Nu slängs sallad, apelsiner, kokt bacon och försilvrad mandel i en skål och häll sedan salladsdressingen över dem och blanda väl så att de blir väl belagda. Innan du serverar salladen, låt den svalna i en timme.

Njut av!!

Tonfisk och mandarinsallad

Ingredienser

Olivolja

1 burk tonfisk

1 låda blandade babygrönt

1 Granny Smith-äpple, skalat och hackat

1 burk mandariner

Metod

Olivoljan värms upp och tonfisken sauteras tills den är helt genomstekt. Ta nu en skål och dressa salladen med den sauterade tonfisken, äpplena och apelsinerna. Nu är salladen klar att serveras.

Njut av!!

Makaroner och tonfisksallad

Ingredienser

1 förpackning makaroner

2 burkar tonfisk

1 kopp majonnäs

Salta och peppra efter smak

1 nypa vitlökspulver

1 nypa oregano, torkad

1 lök, finhackad

Metod

Ta en kastrull med saltat vatten och låt koka upp, tillsätt makaronerna och låt dem koka, efter att du har kokat dem, låt dem rinna av och låt dem sedan svalna. Nu blandas burkarna med tonfisk med de kokta makaronerna och tillsätt sedan majonnäsen och blanda väl. Tillsätt nu resten av ingredienserna till blandningen och blanda väl. När alla ingredienser är blandade, låt dem svalna i ungefär en timme eller två. Den läckra tonfisksalladen är nu redo att serveras.

Njut av!!

Asiatisk sallad

Ingredienser

2 förpackningar ramennudlar

1 dl mandel, blancherad och försilvrad

2 tsk. sesamfrön

1/2 kopp smör

1 huvud napakål, hackad

1 knippe salladslök, hackad

¼ kopp vegetabilisk olja

2-3 tsk. vitt socker

2 tsk. Soja sås

Metod

Ta en panna och värm smöret eller margarinet och häll sedan ramen, sesamfröna och mandeln på låg värme och koka tills de är gyllenbruna. När de är kokta, låt dem svalna. Ta nu en liten kastrull och häll vegetabilisk olja, socker och vinäger och låt det sedan koka i ungefär en minut och kyl sedan ner det och när det har svalnat, tillsätt sojasåsen. Ta en skål och blanda sedan alla ingredienser tillsammans med den kokta ramen och sockerblandningen och blanda dem sedan väl. Innan du serverar salladen, låt den svalna i en timme eller mer.

Njut av!!

Asiatisk kycklingsallad

Ingredienser

1 paket hjul

2 kycklingbröst, benfria, skurna i bitar, kokta

2-3 msk. Vegetabilisk olja

salt

2-3 morötter, hackade

1/2 pund svamp

1/2 huvud broccoli

1/2 blomkålshuvud

vattenfall

2 tsk. Soja sås

2 tsk. sesamolja

Metod

Ta lite saltat vatten i en kastrull och låt det koka upp, tillsätt nu pastapaketet och koka upp. När den är kokt, häll av pastan och ställ den åt sidan. Ta nu en panna och koka morötterna med saltet tills de är krispiga och möra. Ta nu en skål och tillsätt pasta, morötter med kycklingbröst och blanda väl. Koka nu svampen och överför den till skålen, tillsätt sedan resten av ingredienserna och blanda väl. Servera salladen kall.

Njut av!!

Cobb sallad

Ingredienser

4-5 skivor bacon 2 ägg

1 huvud isbergssallad

1 kycklingbröst

2 tomater, skivade

¼ kopp ädelost, riven

2 salladslökar, skivade

En flaska salladsdressing

Metod

Koka äggen, skala och hacka dem. Stek bacon och kyckling i pannan separat tills de fått färg. Kollaps. Precis innan servering, kombinera alla ingredienser i en stor skål och blanda väl. Servera utan dröjsmål.

Njut av!!

Majssallad, rucola och bacon

Ingredienser

4 stora förhårdnader

2 dl hackad ruccola

4 remsor bacon

1/3 kopp hackad salladslök

1 matsked. olivolja

1 matsked. vin vinäger

1/8 tsk. kummin

Salt och svartpeppar

Metod

Värm majsen, i dess skal, även på grillen för en rökig smak, i 12 till 15 minuter. Kombinera majs, ruccola, bacon och lök i en medelstor blandningsskål. Vispa vinäger, olja, salt och peppar i en separat bassäng.

Släng ner toppingen i salladen precis innan servering och servera utan dröjsmål.

Njut av!

Ärtsallad

Ingredienser

2 koppar torkade cowpeas

230 gram fetata

230 gram torkade tomater

1 kopp Kalamata svarta oliver

Finhackad salladslök

finhackad vitlöksklyfta

1 stort knippe hackad spenat

Citronsaft och skal

Metod

Koka ärtorna i saltat vatten tills de är genomkokta. Häll av och skölj med kallt vatten. Blanda alla ingredienser utom citronsaften i en skål. Tillsätt citronsaft precis innan servering och servera direkt.

Njut av!

Raketsallad med rödbetor och getost

Ingredienser

Salladsingredienser:

2 skalade rödbetor

En handfull raketblad

½ kopp getost, smulad

½ kopp valnötter, hackade

Ingredienser för smaksättning:

kopp olivolja

½ citron

tesked. Torrt senapspulver

tesked. socker

Salt och peppar

Metod

Till dressingen, kombinera ¼ tsk. senapspulver, 3/4 tsk. socker, ½ citron och ¼ kopp olivolja, salt och peppar efter smak. Tillsätt en näve rucolablad, några rödbetor, den smulade getosten och de hackade valnötterna. Toppa med dressingen precis innan servering. Servera utan dröjsmål.

Njut av!

Asiatisk kålsallad

Ingredienser

1 kopp krämigt jordnötssmör

6 msk. vegetabilisk olja

½ tsk. rostad sesamolja

4 msk. smaksatt risvinäger

4 koppar tunt skivad kål

½ kopp rivna morötter

¼ kopp rostade skalade jordnötter

Metod

Tillsätt jordnötssmöret i en medelstor skål och tillsätt den rostade sesamoljan och vispa tills det är fluffigt. Rosta jordnötter för ännu bättre smak på bara en minuts rostning. Överför jordnötterna från stekpannan till en stor skål. Blanda morötterna, kålen och jordnötterna och alla andra ingredienser du vill lägga till och servera utan dröjsmål.

Njut av!

Asiatisk nudelsallad

Ingredienser

280 gram kinesiska nudlar kinesiska

1/3 kopp sojasås

3 koppar broccolibuktor

115 gram gröna böngroddar

3 tunt skivade lökar,

1 röd paprika

1/4 stor kål tunt skivad

1 stor skalad morot

Metod

Häll 4 glas vatten i en stor gryta, tillsätt kinesiska nudlar. Rör om nudlarna hela tiden medan de kokar. Se till att du följer instruktionerna på nudelpaketet, om du använder kinesiska nudlar bör de vara färdiga efter 5 minuters tillagning. Låt tagliatellen rinna av, skölj dem med kallt vatten för att stoppa tillagningen, sprid ut tagliatellen på en bricka för att lufttorka.

Tillsätt broccolibuktor och tillräckligt med vatten för att nå ångkokarens nivå. Täck över och ånga i 4 minuter. Blanda alla ingredienser i en skål.

Servera utan dröjsmål.

Njut av!

Sparris och kronärtskocka sallad

Ingredienser

1 stor lök tunt skivad

3 msk. citron juice

450 gram tjock sparris

2 msk. olivolja

1 tesked. vitlökspulver

1 pint druvor

Metod

Doppa först den skivade löken i citronsaften och rosta sparrisen i en förvärmd ugn på 400 grader F. För sparristips tillsätt 1 msk. olivolja och salta dem väl. Lägg i ett enda lager i en folieklädd gryta och grädda i 10 minuter tills de fått färg. För att grilla sparrisen, ställ in din kolgrill på en hög inställning, mellan 5 och 10 minuter. Ta bort sparrisen från grillen och skär i lagom stora bitar, lägg sparrisen och alla ingredienser i en stor skål och vispa ihop och servera utan dröjsmål.

Njut av!

Sparris och Räksallad

Ingredienser

450 gram sparris

226 gram salladsrosa räkor

kopp extra virgin olivolja

1 finhackad vitlöksklyfta

1 matsked. citron juice

1 matsked. hackad persilja

Salt och svartpeppar

Metod

Koka upp en medelstor kastrull med vatten. Tillsätt sparrisen i det kokande vattnet och låt koka i 3 minuter. Om de är förkokta, ta bort dem efter 30 sekunder. Om räkorna är råa, koka dem i 3 minuter tills de är helt genomkokta. Ta bort räkorna och lägg dem i en stor skål. Finskiva sparrisspetsarna diagonalt. Skär sparrisspetsarna i en bit. Tillsätt övriga ingredienser och rör om för att blanda. Tillsätt salt och svartpeppar efter smak. Tillsätt mer citronsaft om så önskas, efter smak och servera utan dröjsmål.

Njut av!

Blåbärs- och persikosallad

Ingredienser

4 persikor

4 nektariner

1 kopp blåbär

2 tsk. av nyhackad timjan

1 tesked. av ingefära, riven

¼ kopp citronsaft

1 tesked. av citronskal

1/2 glas vatten

¼ kopp socker

Metod

Häll vattnet och sockret i en kastrull och värm på låg värme och kokvätskan har reducerats till hälften till enkel sirap, låt svalna. Hacka nektarinerna och persikorna och lägg dem i en skål med blåbären. Häll över den avsvalnade sirapen. Tillsätt citronskal, timjan, citronsaft och ingefära. Mixa och täck med plastfolie, ställ in i kylen och låt jäsa i en timme. Servera utan dröjsmål.

Njut av!

Broccolisallad

Ingredienser

salt

6 koppar broccolibuktor

1/2 kopp rostade mandlar

1/2 kopp kokt bacon

¼ kopp hackad lök

1 dl tinade frysta ärtor

1 kopp majonnäs

äppelcidervinäger

kopp honung

Metod

Ta med en stor kastrull med vatten, saltad med en tesked. salt, på låg värme. Lägg i broccolibuktorerna. Koka 2 minuter, beroende på hur krispig du vill ha broccolin. 1 minut kommer broccolin att få en klar grönaktig färg och fortfarande lämna den ganska knaprig. Ställ in regulatorn och koka inte i mer än 2 minuter. Kombinera broccolibuktor, smulad bacon, mandel, hackad lök och ärtor i en stor serveringsskål i en separat puddingskål, vispa ihop majonnäs, vinäger och honung och rör om för att blanda väl, kyl ordentligt innan. Servera utan dröjsmål.

Njut av!

Broccolisallad med tranbärs- och apelsindressing

Ingredienser

2 msk. balsamvinäger

½ kopp sötade torkade tranbär

2 tsk. fullkornssenap

2 msk. rödvinsvinäger

1 vitlöksklyfta

½ kopp apelsinjuice

2-3 skivor apelsinzest

Kosher salt

6 msk. vegetabilisk olja

kopp majonnäs

½ kål

2-3 salladslökar

¼ kopp torkade tranbär

2-3 skivor rivet apelsinskal

Metod

Tillsätt rödvinsvinäger och balsamvinäger, senap, torkade tranbär, honung, vitlök, apelsinjuice, apelsinskal och salt i en matberedare och mixa tills du får en mjuk puré. Tillsätt gradvis den vegetabiliska oljan under blandning för att bilda en bra blandning. Tillsätt sedan majonnäsen och mixa tills det är blandat. Tillsätt strimlade broccolistjälkar, morötter, torkade tranbär, apelsinskal och koshersalt i en skål. Tillsätt dressingen och rör om tills dressingen är jämnt fördelad. Servera utan dröjsmål.

Njut av!

Avokadosallad med tomater

Ingredienser

1 1/2 avokado skivad och skalad

1 1/2 tomater, skivade

2 salladslökar, skivad eller hackad färsk gräslök

Citronsaft från en skiva

En nypa grovt salt

Metod

Lägg avokadon och tomatskivorna på en tallrik. Strö över gräslöken med citronsaft och grovt salt. Avstena hälften av en avokado fortfarande med skalet på och ta bort köttet i en skål. Tillsätt tomaten och den beredda gräslöken och blanda väl. Servera utan dröjsmål.

Njut av!

Kardemumma Citrussallad

Ingredienser

1 stor rubinrosa grapefrukt

3 kombinationer av navelapelsiner eller navelapelsiner eller mandariner, blodapelsiner och/eller mandariner

kopp honung

2 msk. färsk citron- eller limejuice

1/4 tsk. av mald kardemumma

Metod

Skala först frukten, skär av segmentens membran med en vass kniv.

Kombinera de skalade segmenten i en extra skål. Häll av överflödig juice

från frukten i en liten kastrull. Tillsätt honung, limejuice och kardemumma i

kastrullen. Koka i 10 minuter och ta sedan bort från värmen och låt svalna

till rumstemperatur. Låt stå i 15 minuter eller lägg på is tills den är klar.

Servera utan dröjsmål.

Njut av!

Majssallad med kapris

Ingredienser

6 ax av sockermajs

kopp olivolja

sherryvinäger

svartpeppar

1 1/2 tsk. kosher salt

½ tsk. socker

3 tomater med frön skurna i bitar

½ kopp skivad schalottenlök

230 gram färsk mozzarella

basilikablad

Metod

Placera din grill på hög värme och arrangera majskolvarna i sina skal direkt på grillen. Koka i 15 minuter, du behöver inte blötlägga majsen i vatten först om majsen är färsk. Om du vill bränna själva majsen, ta bort några av de yttre majsskalen först, så att det blir mindre av ett lager av härdning runt majsen. Ta en stor skål och blanda ihop majs, mozzarella, schalottenlök, tomater och dressing. Precis innan servering, rör ner den skivade färska basilikan. Servera utan dröjsmål.

Njut av!

Sellerisallad

Ingredienser

½ kopp majonnäs

2 msk. senap, Dijon

1 matsked. citron juice

2 msk. hackad persilja

545 g sellerirot lika i fjärdedelar, skalad och grovt riven precis innan blandning

½ syrliga gröna äpplen, skalade, urkärnade, skurna i julienne-remsor

Salta och malen peppar

Metod

Blanda majonnäsen med senap tillsammans med citronsaft och persilja i en skål. Böj selleriroten med äpplet och smaka av med salt och peppar, linda in och ställ i kylen tills den är kall, 1 timme.

Njut av!

Fetasallad med körsbärstomater och gurka

Ingredienser

2 till 3 koppar körsbärstomater, skurna i halvor

1 dl hackad gurka, skalad

1/4 kopp smulad ost, fetaost

1 matsked. chiffongmyntablad

1 matsked. oregano, färsk, hackad

1 matsked. citron juice

2 msk. schalottenlök eller vårlök, finhackad

2 msk. olivolja

salt

Metod

Blanda försiktigt körsbärstomaterna tillsammans med gurka, ost, lök, mynta och oregano. Garnera med citronsaft, salt och peppar tillsammans med olivolja.

Njut av!

Gurksallad med mynta och fetaost

Ingredienser

453 gram gurka, tunt skivad

¼ rödlök tunt skivad och skuren i stora 1-tums segment

2 - 3 tunt skivade röda rädisor

10 tunt skivade myntablad

vit vinäger

Olivolja

kilo fetata

nymalen peppar och salt

Metod

Blanda skivad gurka, myntablad, rädisor, rödlök med lite vit vinäger och olivolja, salt och nymalen peppar efter smak i en medelstor mixerskål. Strax före servering skakar du upp smulade fetabitar. Servera omedelbart före eventuella förseningar.

Njut av!

Korn och körsbärstomatsallad

Ingredienser

230 gram orzo pasta

Salt och svartpeppar efter smak

1 liter halverade röda körsbärstomater

1 liter halverade gula körsbärstomater

kopp olivolja

230 gram smulad fetaost

1 stor gurka hackad och skalad

2 salladslökar tunt skivade

hackad färsk oregano

Metod

Fyll en stor gryta med vatten och låt koka upp. Tillsätt kornet, rör om så att det inte fastnar i botten av pannan. Koka, vid hög kokning, al dente, väl mognad, men fortfarande lite resolut. Blanda med resten av ingredienserna, tomaterna, oregano, fetaost, vårlök, gurka och svartpeppar. Servera utan dröjsmål.

Njut av!

Gurksallad med vindruvor och mandel

Ingredienser

kopp flingad mandel

1 pund skalade gurkor

salt

1 tesked. vitlök, hackad

20 skivade gröna druvor

2 msk. olivolja

1 sherry eller vitvinsvinäger

2 tsk. hackad gräslök, till garnering

Metod

Skiva gurkorna på längden. Använd en sked för att ösa ner fröna i mitten, kassera fröna. Om du använder lite stora gurkor, skär dem på längden igen. Rör om för att jämnt täcka saltet på gurkan. Rosta de flingade mandlarna i en kastrull på låg värme, vänd dem ofta, ta upp dem i en skål och låt dem svalna. Blanda mandel, gurka, vindruvor, vitlök, olivolja och vinäger i en stor skål och tillsätt mer salt efter smak. Garnera med gräslök och servera utan dröjsmål.

Njut av!

Quinoa och gurksallad

Ingredienser

1 kopp quinoa

2 koppar vatten

½ tsk. kosher salt

1 stor skalad gurka

kopp tunt skivad mynta

1 tunt skivad grön lök

4 msk. risvinäger

olivolja

1 skalad avokado

Metod

Lägg quinoan i en medelstor kastrull, häll i vattnet. Tillsätt en halv tesked. av salt, låt sjuda. Låt den kokta quinoan svalna till rumstemperatur. Du kan snabbt kyla quinoan genom att breda ut den på en plåt. Skär gurkan i långa skivor. Skaka med smaksatt risvinäger och vänd upp igen. Om du använder, vänd försiktigt ner den hackade avokadon och servera utan dröjsmål.

Njut av!

Couscous med pistagenötter och aprikoser

Ingredienser

½ kopp hackad rödlök

kopp citronsaft

1 låda couscous

2 msk. olivolja

½ kopp råa pistagenötter

10 hackade torkade aprikoser

1/3 kopp hackad persilja

Metod

Lägg den hackade löken i en liten skål. Ringla citronsaften över de reserverade löken och låt löken dra i citronsaften. Rosta pistagenötterna i en kastrull på låg värme tills de är gyllenbruna. Häll 2 dl vatten i en medelstor kastrull och låt koka upp. Tillsätt en msk. olivolja och en tsk. av salt till vattnet; tillsätt couscousen och koka under lock i 5-6 minuter. Blanda pistagenötter, hackade aprikoser och persilja. Blanda rödlöken och citronsaften. Servera utan dröjsmål.

Njut av!

Kålsallad

Ingredienser

½ kål skivad

½ morot, skivad

2 – 3 salladslökar, skivade

3 msk. majonnäs

½ tsk. Senap

2 msk. Risvinäger

Socker, lagom

Salta och peppra efter smak

Metod

Blanda alla skivade grönsaker i en skål. För att förbereda dressingen, blanda majonnäs, gul senap och risvinäger. Precis innan servering, häll dressingen över grönsakerna och strö över salt, peppar och socker. Servera utan dröjsmål.

Njut av!

Kall ärtsallad

Ingredienser

453 gram frysta ärtor, tinar inte

170 gram rökt mandel, hackad, sköljd för att ta bort överflödigt salt, helst för hand

½ kopp hackad salladslök

230 gram hackade vattenkastanjer

2/3 kopp majonnäs

2 msk. gult currypulver

Salt att smaka

Peppar efter smak

Metod

Kombinera salladslök, ärtor, mandel och frysta vattenkastanjer. Kombinera majonnäs och curry i en separat skål. Vänd försiktigt ner majonnäskombinationen i ärtorna. Strö över salt och nymalen svartpeppar efter smak. Servera utan dröjsmål.

Njut av!

Gurksallad Yoghurt

Ingredienser

2 gurkor skalade och skivade sedan, delade i fjärdedelar på längden

1 dl vanlig yoghurt

1 tesked. ett par teskedar eller torkad dill av färsk dill

Salt att smaka

Peppar efter smak

Metod

Smaka först på gurkorna för att se till att de inte är sura. Om gurkan är syrlig, blötlägg gurkskivorna i saltat vatten i en halvtimme eller mer, tills beskan är borta, skölj sedan och låt rinna av före användning. För att förbereda salladen, blanda bara ingredienserna försiktigt. Skaka eller strö över salt och strö över peppar efter smak. Servera utan dröjsmål.

Njut av!

grekisk sallad

Ingredienser

6 msk. olivolja

2 msk. färsk citronsaft

½ tsk. finhackad färsk vitlök

4 matskedar rödvinsvinäger

½ tsk. torkad oregano

½ tsk. dill

Salt och nymalen svartpeppar

3 stora datterino-tomater med frön

¾ gurka skalad och grovt hackad

½ rödlök skalad och hackad

1 paprika grovt hackad

½ kopp hackade urkärnade svarta oliver

En generös 1/2 kopp smulad fetaost

Metod

Blanda samman vinäger, olivolja, vitlök, citronsaft, oregano och dill tills det blandas. Smaka av med salt och nymalen svartpeppar. Blanda tomaterna, tillsammans med gurka, lök, paprika och oliver i en skål. Strö över ost och servera utan dröjsmål.

Njut av!

Pappas potatissallad

Ingredienser

4 medelstora russet potatisar, skalade

4 msk. kosher dill pickle juice

3 msk. finhackad dillgurka

¼ kopp hackad persilja

½ kopp hackad rödlök

2 stjälkar selleri

2 hackade vårlökar

½ kopp majonnäs

2 tsk. Dijon senap

Kosher salt och mald svartpeppar efter smak

Metod

Lägg den skalade och skurna potatisen i en stor gryta. Täck med ett finger saltvatten. Sätt grytan med vatten att koka. Sjud i 20 minuter tills den precis är mjuk. Ta bort från grytan, låt svalna tills det är varmt. Tillsätt selleri, persilja, schalottenlök och kokt ägg, morötter och röd paprika. Bortsett från skålen, blanda majonnäsen med senap. Strö över salt och peppar efter smak. Servera utan dröjsmål.

Njut av!

Endivesallad med valnötter, päron och gorgonzola

Ingredienser

3 huvuden av endiv skivad först på längden, sedan på tvären i ½-tums skivor

2 msk. Hackade valnötter

2 msk. smulad gorgonzola

1 Bartlett päron kärna ur och hackad

2 msk. olivolja

2 tsk. äppelcidervinäger

Strö över koshersalt och nymalen svartpeppar

Metod

Lägg den hackade endiven i en stor skål. Tillsätt den smulade gorgonzolan, de hackade valnötterna och päronen, finhacka päronen och valnötterna.

Vänd för att kombinera, krydda oliven på salladen med lite ädelost smulad i endivbladen, som att fylla små båtar, för hors d'oeuvres. Strö cidervinägern över salladen. Rulla för att kombinera. Smaka av med en omgång salt och peppar. Servera utan dröjsmål.

Njut av!

Fänkålssallad med myntavinägrett

Ingredienser

1 stor fänkål

1 1/2 tsk. socker

2 citronsaft

kopp olivolja

½ tsk. senap

½ tsk. salt

1 knippe hackad färsk mynta

2 hackade schalottenlök

Metod

Blanda vinägretten. Häll citronsaft, lök, salt, senap, socker och mynta i en mixer och mixa kort för att blanda. Med motorn igång, tillsätt olivoljan tills den är väl blandad. Använd en mandolin och skär fänkålen i 1/8-tums bitar som börjar längst ner på glödlampan. Oroa dig inte för att kärna ur fänkål, det går att förebygga. Om du inte har en mandolinskärare, skiva löken så tunt som möjligt. Skär även några fänkålsblad att blanda med salladen.

Servera utan dröjsmål.

Njut av!

Fänkål, Radicchio och endivesallad

Ingredienser

sallad

1 huvud radicchio

3 belgiska endiver

1 stor fänkål

1 dl grovriven parmesan

klä på sig

3 msk. fänkålsblad

½ tsk. senap

3 tsk. hackad lök

2 msk. citron juice

1 tesked. salt

1 tesked. socker

1/3 kopp olivolja

Metod

Skär radicchiohuvudet på mitten och sedan i fjärdedelar. Ta varje kvart och skär cirka en halv centimeter tjocka skivor över radicchion från änden mot kärnan. Skär tunna skivor från varje kvart mot kärnan. Blanda alla hackade grönsaker i en stor skål med riven parmesan. Tillsätt citronsaft, senap, lök, salt och socker. Ringla i olivolja och mixa dressingen i 45 sekunder. Servera utan dröjsmål.

Njut av!

Rödbets- och citrussallad med grönkål och pistagenötter

Ingredienser

10 rödbetsblandning

3 blodapelsiner

1 knippe vitkål skuren i tunna skivor

1 dl grovt hackade rostade pistagenötter

¼ kopp hackade myntablad

3 hackad italiensk persilja

Krydda:

2 msk. citron juice

1/2 kopp extra virgin olivolja av hög kvalitet

2 grovt hackade kapris

Salta och peppra efter smak

Metod

Koka rödbetorna separat efter färg. Lägg varje sats rödbetor i en skål och täck med cirka en tum vatten. Tillsätt en tesked. av salt. Medan rödbetorna kokar, arrangera dressingen. Lägg alla ingredienser till dressingen i en behållare och skaka tills den blandas väl. Förbered salladen genom att lägga rödbetor och persilja ovanpå grönkålen och strö över de hackade rostade pistagenötterna. Servera toppad med den förberedda dressingen.

Njut av!

Guldbets- och granatäppelsallad

Ingredienser

3 guldhåriga rödbetor

1 dl hackad rödlök

glas rödvinsvinäger

¼ kopp kycklingbuljong

1 kopp socker

½ tsk. rivet apelsinskal

kopp granatäpplekärnor

Metod

Koka rödbetorna och rosta dem vid 375 grader F i en timme och låt svalna.

Skala och skär i halv-tums kuber. Lägg löken, vinägern, fonden, socker och apelsinskal i en medelstor kastrull på hög värme och låt koka upp, rör om ofta, tills vätskan reducerats till matskedar, cirka 5 minuter. Rör ner granatäpplekärnorna i kombinationen av rödbetor och salt för smak.

Servera utan dröjsmål.

Njut av!

Läcker majs och svarta bönor sallad

Ingredienser

1 matsked. plus 3 msk. olivolja

1/2 lök, hackad

1 kopp majskärnor, från ca 2 ax av majs

12 msk. hackad koriander

1 15 1/2 oz. kan svarta bönor, avrunna och sköljda

1½ tomater, ca 0,5 pund, kärnade ur, kärnade och hackade

1½ msk. rödvinsvinäger

1 tesked. Dijon senap

Salt och peppar

Metod

Håll ugnen förvärmd till 400 grader F. Placera 1 msk. olja i en non-stick panna och värm på hög värme. Fräs löken tills den är mjuk. Tillsätt majskärnorna och fortsätt röra tills de är mjuka. Sätt pannan i den förvärmda ugnen och koka tills grönsakerna är bruna, rör om ofta. Det tar cirka 20 minuter. Ta genast upp på en tallrik och låt svalna. Lägg den avsvalnade majsblandningen i en skål och tillsätt tomaterna, koriandern och bönorna och blanda väl. I en liten skål, kombinera vinäger, senap, peppar och salt och blanda väl tills saltet lösts upp. Tillsätt långsamt de 3 msk. olja och fortsätt vispa tills alla ingredienser är väl införlivade.

Njut av!

Crunchy Broccolisallad

Ingredienser

4 skivor bacon

1/2 stor huvudbroccoli

1/2 liten rödlök, hackad, 1/2 kopp

3 msk. russin

3 msk. majonnäs

1½ msk. vit balsamvinäger

2 msk. honung

Salt och peppar

Metod

Bryn baconskivorna i en panna tills de blir knapriga. Låt rinna av den på en kökshandduk och smula den i halv-tums bitar. Håll åt sidan. Separera buketter från broccolin och skär stjälken i lagom stora bitar. Lägg i en stor skål och blanda med russin och lök. I en annan skål kombinera vinäger och majonnäs och blanda tills det är slätt. Häll i honungen och smaka av med salt och peppar. Precis innan servering, häll dressingen över broccolimixen och rör om för att täcka. Garnera med det smulade baconet och servera genast.

Njut av!

Sallad i bistrostil

Ingredienser

1 ½ msk. finhackade valnötter

2 stora ägg

Matlagningsspray

1 skiva bacon, rå

4 koppar gourmetsallad

2 matskedar, 0,5 oz smulad ädelost

1/2 Bartlettpäron, urkärnat och tunt skivat

½ msk. Vitvinsvinäger

1/2 msk. extra virgin olivolja

1/4 tsk. torkade byngrötblad

1/4 tsk. Dijon senap

2 1-tums tjocka skivor franskbröd, rostade

Metod

Rosta nötterna i en liten stekpanna tills en doft fyller köket. Detta bör ta cirka 3-4 minuter under tillagning på hög värme. Ta bort och håll åt sidan.

Spraya 2 6-ounce vaniljsåsmuggar med matlagningsspray. Knäck ett ägg i varje vaniljsåsbägare. Använd plastfolie, täck över båda och ställ in i mikrovågsugnen på full effekt i 40 sekunder eller tills äggen stelnat. Ställ åt sidan i 1 minut och ta av till en pappershandduk. Bryn baconet i en panna tills det blir knaprigt. Låt rinna av och smula. Spara fettet. I en stor skål blanda ihop smulad bacon, rostade valnötter, sallad, ädelost och päron. I en annan liten skål kombinera ca 1 tsk. av fett, vinäger, olja, dragon och senap och blanda tills det blandas. Strax före servering, ringla över salladen med dressing och servera toppad med ägget och fransk baguette vid sidan av.

Njut av!

Spenat och björnbärssallad

Ingredienser

3 dl babyspenat, tvättad och tömd på vatten

1 pint färska björnbär

1 pint körsbärstomater

1 skivad grön lök

¼ kopp finhackade valnötter

6 uns smulad fetaost

½ kopp ätbara blommor

Bacondressing eller balsamvinäger efter eget val

Metod

Blanda spenat, björnbär, körsbärstomater, vårlök, valnötter genom att blanda ihop dem. Tillsätt osten och rör om igen. Denna sallad smakar gott; med eller utan salladsdressing. Om du vill lägga till en dressing, använd baconsåsen eller rikligt med valfri balsamvinäger. Innan servering, garnera med valfria ätbara blommor.

Njut av!

Grönsakssallad med schweizisk ost

Ingredienser

1 kopp salladslök, skivad

1 dl selleri, skivad

1 kopp grön paprika

1 dl paprika fyllda oliver

6 koppar strimlad sallad

1/3 kopp vegetabilisk olja

2 dl riven schweizerost

2 msk. rödvinsvinäger

1 matsked. Dijon senap

Salta och peppra efter smak

Metod

Kombinera oliver, lök, selleri och grön paprika i en salladsskål och blanda väl. Vispa ihop olja, senap, vinäger i en liten skål. Krydda dressingen med salt och peppar. Strö dressingen över grönsakerna. Kyl över natten eller flera timmar. Innan servering, fodra fatet med salladsblad. Blanda osten med grönsakerna. Lägg salladen på salladen. Komplettera med riven ost. Servera omedelbart.

Njut av!

God morotssallad

Ingredienser

2 lbs morötter, skalade och skurna i tunna diagonala skivor

½ kopp flingad mandel

1/3 kopp torkade tranbär

2 koppar raket

2 hackade vitlöksklyftor

1 paket dansk ädelost smulad

1 matsked. äppelcidervinäger

¼ kopp extra virgin olivolja

1 tesked. Honung

1-2 nypor Nymald svartpeppar

Salt att smaka

Metod

Blanda morötter, vitlök och mandel i en skål. Tillsätt lite olivolja och blanda väl. Tillsätt salt och peppar efter smak. Överför blandningen till ett bakplåtspapper och baka i en förvärmd ugn i 30 minuter vid 400 grader F eller 200 grader C. Ta bort från ugnen när kanten blir brun och låt dem svalna. Överför morotsblandningen till en skål. Tillsätt honung, vinäger, tranbär och ost och blanda väl. Rör ner rucola och servera genast.

Njut av!

Marinerad grönsakssallad

Ingredienser

1 burk små ärtor, avrunna

1 burk franska gröna bönor, avrunna

1 burk Vita majs eller skoklämmor, avrunna

1 medelstor lök, tunt skivad

¾ kopp finhackad selleri

2 msk. Hackade pimentos

½ glas vitvinsvinäger

½ kopp vegetabilisk olja

kopp socker

½ tsk. Peppar ½ tsk. salt

Metod

Ta en stor skål och kombinera ärtorna, majsen och bönorna. Tillsätt selleri, lök och röd paprika och blanda blandningen väl. Ta en kastrull. Lägg alla övriga ingredienser och låt sjuda. Rör hela tiden tills sockret har löst sig. Häll såsen över grönsaksblandningen. Täck skålen med ett lock och ställ i kylen över natten. Du kan förvara den i flera dagar i kylen. Servera kall.

Njut av!

Rostad färgad majssallad

Ingredienser

8 Färsk majs i skal1 Röd paprika, tärnad

1 grön paprika, tärnad

1 rödlök, hackad

1 dl hackad färsk koriander

½ kopp olivolja

4 vitlöksklyftor, krossade och sedan hackade

3 limefrukter

1 tesked. vitt socker

Salta och peppra efter smak

1 matsked. stark sås

Metod

Ta en stor gryta och lägg majsen i den. Häll i vatten och blöt majsen i 15 minuter. Ta bort silken från majsskalen och ställ åt sidan. Ta en grill och förvärm den till hög temperatur. Lägg majsen på grillen och koka i 20 minuter. Vänd dem då och då. Låt svalna och släng skalen. Ta en mixer och häll i olivolja, limejuice, varm sås och blanda. Tillsätt koriander, vitlök, socker, salt och peppar. Mixa till en slät blandning. Strö över majsen.

Servera omedelbart.

Njut av!

Krämig gurka

Ingredienser

3 gurkor, skalade och tunt skivade

1 lök, skivad

2 koppar vatten

¾ kopp tung vispgrädde

¼ kopp cidervinäger

Hackad färsk persilja, valfritt

kopp socker

½ tsk. salt

Metod

Tillsätt vattnet och salta gurkan och löken, låt dra i minst 1 timme. Häll av överflödigt vatten. Vispa ihop grädde och vinäger i en skål tills det är slätt.

Tillsätt den inlagda gurkan och löken. Blanda väl för att täcka jämnt. Ställ in i kylen några timmar. Innan servering, strö över persilja.

Njut av!

Marinerad svamp- och tomatsallad

Ingredienser

12 oz Körsbärstomater, halverade

1 förpackning färska svampar

2 salladslökar skivade

kopp balsamvinäger

1/3 kopp vegetabilisk olja

1 1/2 tsk. vitt socker

½ tsk. Malen svartpeppar

½ tsk. salt

½ kopp hackad färsk basilika

Metod

I en skål, vispa balsamvinäger, olja, peppar, salt och socker tills det är slätt.

Ta en annan stor skål och blanda ihop tomater, lök, svamp och basilika.

Kasta väl. Tillsätt dressingen och fördela grönsakerna jämnt. Täck skålen och ställ i kylen 3-5 timmar. Servera kall.

Njut av!

Bönsallad

Ingredienser

1 burk pintobönor, tvättade och avrunna

1 burk kikärter eller garbanzobönor, tvättade och avrunna

1 burk gröna bönor

1 burk Wax Beans, avrunna

¼ kopp Julienne grön paprika

8 salladslökar, skivade

½ kopp cidervinäger

kopp rapsolja

kopp socker

½ tsk. salt

Metod

Kombinera bönorna i en stor skål. Tillsätt grön paprika och lök till bönorna.

Vispa cidervinäger, socker, olja och salt i en täckt burk till en slät sås. Låt sockret lösas upp helt i dressingen. Häll över bönblandningen och blanda väl. Täck över blandningen och kyl över natten.

Njut av!

Rödbetssallad med vitlök

Ingredienser

6 rödbetor, kokta, skalade och skivade

3 msk. Olivolja

2 msk. rödvinsvinäger

2 vitlöksklyftor

Salt att smaka

Salladslökskivor, några till garnering

Metod

Blanda alla ingredienser i en skål och blanda väl. Servera omedelbart.

Njut av!

Marinerad majs

Ingredienser

1 kopp fryst majs

2 salladslökar, tunt skivade

1 matsked. Hackad grön paprika

1 salladsblad, valfritt

¼ kopp majonnäs

2 msk. Citron juice

tesked. Mal senap

tesked. socker

1-2 nypor Nymalen peppar

Metod

Blanda majonnäsen med citronsaft, senapspulver och socker i en stor skål.

Vispa den väl tills den är slät. Tillsätt majs, grön paprika, lök till majonnäs.

Krydda blandningen med salt och peppar. Täck över och kyl i kylen över natten eller minst 4-5 timmar. Innan servering, fodra tallriken med sallad och lägg salladen ovanpå.

Njut av!

Ärtsallad

Ingredienser

8 skivor bacon

1 paket frysta ärtor, tinade och avrunna

½ dl hackad selleri

½ kopp hackad salladslök

2/3 kopp gräddfil

1 kopp hackade cashewnötter

Salta och peppra efter smak

Metod

Lägg baconet i en stor stekpanna och koka på medelhög till medelhög värme tills båda sidor är bruna. Häll av den extra oljan med hushållspapper och smula ner baconet. Håll det åt sidan. Blanda selleri, ärtor, schalottenlök och gräddfil tillsammans i en medelstor skål. Blanda väl med försiktig hand.

Tillsätt cashewnötterna och baconet i salladen precis innan servering.

Servera omedelbart.

Njut av!

Rova sallad

Ingredienser

¼ kopp söt röd paprika, hackad

4 koppar strimlade skalade kålrot

¼ kopp salladslök

¼ kopp majonnäs

1 matsked. Vinäger

2 msk. socker

tesked. Peppar

tesked. salt

Metod

Ta en skål. Blanda chili, lök och blanda. Ta en annan skål för att förbereda dressingen. Blanda majonnäs, vinäger, socker, salt och peppar och blanda väl. Häll blandningen över grönsakerna och blanda väl. Ta kålroten i en skål, tillsätt denna blandning till kålroten och blanda väl. Kyl grönsaken över natten eller i flera timmar. Mer marinad kommer att innehålla mer smak. Servera kall.

Njut av!

Äppelavokadosallad

Ingredienser

1 paket babygrönt

¼ kopp rödlök, hackad

½ kopp hackade valnötter

1/3 kopp smulad ädelost

2 tsk. Citronskal

1 äpple, skalat, urkärnat och skivat

1 Avokado, skalad, urkärnad och tärnad

4 mandariner, pressade

½ citron, pressad

1 finhackad vitlöksklyfta

2 msk. Olivolja Salt efter smak

Metod

Blanda grönt, nötter, rödlök, ädelost och citronskal i en skål. Blanda blandningen väl. Blanda kraftigt mandarinjuicen, citronskalet, citronsaften, hackad vitlök, olivolja. Krydda blandningen med salt. Häll över salladen och blanda. Tillsätt äpplet och avokadon i skålen och blanda strax innan servering av salladen.

Njut av!

Majs, bönor och löksallad

Ingredienser

1 burk hel majs, tvättad och avrunnen

1 burk ärtor, tvättade och avrunna

1 burk gröna bönor, avrunna

1 burk Pimientos, avrunnen

1 dl finhackad selleri

1 lök, finhackad

1 grön paprika, finhackad

1 kopp socker

½ kopp cidervinäger

½ kopp rapsolja

1 tesked. salt

½ tsk. Peppar

Metod

Ta en stor salladsskål och kombinera löken, grön paprika och selleri tillsammans. Håll det åt sidan. Ta en kastrull och häll i vinäger, olja, socker, salt och peppar och låt koka upp. Ta bort från värmen och låt blandningen svalna. Strö över greenerna och rör om väl för att täcka greenerna jämnt. Kyl i flera timmar eller över natten. Serveras kall.

Njut av!

Italiensk vegetarisk sallad

Ingredienser

1 burk Kronärtskockshjärtan, avrunna och i fjärdedelar

5 dl romansallat, sköljd, torkad och hackad

1 röd paprika, skuren i strimlor

1 Morot1 Tunt skivad rödlök

kopp svarta oliver

kopp gröna oliver

½ gurka

2 msk. Riven romersk ost

1 tesked. Hackad färsk timjan

½ kopp rapsolja

1/3 kopp dragonvinäger

1 matsked. vitt socker

½ tsk. Senapspulver

2 hackade vitlöksklyftor

Metod

Skaffa en medelstor behållare med tätt lock. Häll i rapsolja, vinäger, torr senap, socker, timjan och vitlök. Täck behållaren och vispa kraftigt till en slät blandning. Lägg över blandningen i en skål och lägg kronärtskockshjärtan i den. Ställ in i kylen och låt marinera över natten. Ta en stor skål och kombinera sallad, morot, röd paprika, rödlök, olivolja, gurka och ost. Skaka försiktigt. Tillsätt salt och peppar för att krydda. Blanda med kronärtskockorna. Låt marinera i fyra timmar. Servera kall.

Njut av!

Skaldjurspastasallad

Ingredienser

1 förpackning trefärgad pasta

3 stjälkar selleri

1 lb. imitation av krabbkött

1 kopp frysta ärtor

1 kopp majonnäs

½ msk. vitt socker

2 msk. vit vinäger

3 msk. mjölk

1 tesked. salt

tesked. Malen svartpeppar

Metod

Koka upp en gryta med mycket saltat vatten, tillsätt pastan och koka i 10 minuter. När pastan kokar tillsätter du ärtorna och krabbköttet. Blanda de andra ingredienserna som nämns i en stor skål och ställ åt sidan en stund. Blanda ärtorna, krabbköttet och pastan. Servera omedelbart.

Njut av!

Grillad grönsakssallad

Ingredienser

1 pund färsk skuren sparris

2 zucchini, halverade på längden och putsade på slutet

2 gula zucchini

1 stor rödlök skivad

2 röda paprikor, halverade och urkärnade.

½ kopp extra virgin olivolja

glas rödvinsvinäger

1 matsked. Dijon senap

1 finhackad vitlöksklyfta

Salta och mald svartpeppar efter smak

Metod

Värm och grilla grönsakerna i 15 minuter, ta sedan bort grönsakerna från grillen och skär dem i små bitar. Tillsätt övriga ingredienser och blanda salladen så att alla kryddor blandas väl. Servera omedelbart.

Njut av!

Läcker sommar majssallad

Ingredienser

6 skalade och helt rengjorda majsax

3 stora tomater skurna i bitar

1 stor hackad lök

¼ kopp hackad färsk basilika

kopp olivolja

2 msk. vit vinäger

Salt och peppar

Metod

Ta en stor kastrull, häll i vatten och salt och låt koka upp. Koka majsen i det kokande vattnet och tillsätt sedan alla ingredienser som anges. Blanda blandningen väl och ställ in i kylen. Servera kall.

Njut av!!

Krispig ärtsallad med kola

Ingredienser

8 skivor bacon

1 paket frysta torkade ärtor

½ dl hackad selleri

½ kopp hackad salladslök

2/3 kopp gräddfil

1 kopp hackade cashewnötter

Salta och peppra efter din smak

Metod

Stek baconet i en stekpanna på medelvärme tills det får färg. Blanda övriga ingredienser i en skål, förutom cashewnötterna. Tillsätt till sist bacon och cashewnötter över blandningen. Blanda väl och servera genast.

Njut av!

Magisk svartbönsallad

Ingredienser

1 burk svarta bönor, sköljda och avrunna

2 burkar torkat majsmjöl

8 hackade salladslökar

2 jalapenopeppar urkärnade och hackade

1 hackad grön paprika

1 avokado skalad, urkärnad och tärnad.

1 burk paprika pi

3 tomater kärnade ur och skär i bitar

1 dl hackad färsk koriander

1 pressad lime

½ kopp italiensk salladsdressing

½ tsk. kryddat vitlökssalt

Metod

Ta en stor skål och lägg alla ingredienser i den. Rör om väl så att de blandas väl. Servera omedelbart.

Njut av!

Mycket god grekisk sallad

Ingredienser

3 stora mogna tomater skurna i bitar

2 gurkor skalade och hackade

1 liten rödlök hackad

kopp olivolja

4 tsk. citron juice

½ tsk. torkad oregano

Salta och peppra efter smak

1 kopp smulad fetaost

6 grekiska svarta oliver, urkärnade och skivade

Metod

Ta en medelstor skål och blanda tomaterna, gurkan och löken mycket väl och låt blandningen stå i fem minuter. Strö blandningen med olja, citronsaft, oregano, salt, peppar, fetaost och oliver. Ta ut ur ugnen och servera genast.

Njut av!!

Fantastisk thailändsk gurksallad

Ingredienser

3 stora skalade gurkor som ska skäras i ¼ tums skivor och fröna ska tas bort

1 matsked. salt

½ kopp vitt socker

½ kopp risvinsvinäger

2 hackade jalapenopeppar

¼ kopp hackad koriander

½ kopp malda jordnötter

Metod

Blanda alla ingredienser i en stor skål och blanda väl. Krydda efter smak och servera kall.

Njut av!

Tomatbasilikasallad med hög proteinhalt

Ingredienser

4 stora mogna skivade tomater

1 lb färsk skivad mozzarellaost

1/3 kopp färsk basilika

3 msk. extra virgin olivolja

Fint havssalt

Nymalen svartpeppar

Metod

På en tallrik, varva och överlappa skivorna av tomat och mozzarella. Strö till sist över en klick olivolja, fint havssalt och peppar. Servera kyld, kryddad med basilikablad.

Njut av!

Snabb avokado- och gurksallad

Ingredienser

2 medelstora tärnade gurkor

2 avokadotärningar

4 msk. hackad färsk koriander

1 finhackad vitlöksklyfta

2 msk. hackad salladslök

tesked. salt

svartpeppar

stor citron

1 lime

Metod

Ta gurkor, avokado och koriander och blanda väl. Tillsätt till sist peppar, citron, lime, lök och vitlök. Kasta det väl. Servera omedelbart.

Njut av!

Kornsallad med tomater och fetaost

Ingredienser

1 kopp rå orzo pasta

kopp urkärnade gröna oliver

1 kopp fetaost i tärningar

3 msk. Hackad färsk presley

1 hackad mogen tomat

kopp jungfruolja

kopp citronsaft

Salt och peppar

Metod

Koka kornet enligt tillverkarens anvisningar. Ta en skål och blanda korn, oliver, persilja, dill och tomat väldigt väl. Salta och peppra till sist och lägg på fetaosten ovanpå. Servera omedelbart.

Njut av!

Engelsk sallad av gurka och tomat

Ingredienser

8 romerska tomater eller dadeltomater

1 engelsk gurka, skalad och tärnad

1 kopp Jicama, skalad och finhackad

1 liten gul paprika

½ kopp rödlök, tärnad

3 msk. Citron juice

3 msk. extra virgin olivolja

1 matsked. Torkad persilja

1-2 nypa peppar

Metod

Blanda tomater, paprika, gurka, jicama och rödlök i en skål. Kasta väl. Häll i olivolja, citronsaft och täck blandningen. Strö på persiljan och blanda. Krydda den med salt och peppar. Servera omedelbart eller kall.

Njut av!

Mormors aubergine sallad

Ingredienser

1 aubergine

4 tomater, tärnade

3 ägg, hårdkokta, tärnade

1 lök, finhackad

½ kopp fransk salladsdressing

½ tsk. Peppar

Salt, för smaksättning, valfritt

Metod

Tvätta auberginerna och halvera dem på längden. Ta en bakplåt och smörj den med olivolja. Lägg auberginerna med skärsidan nedåt i den smorda ugnsformen. Grädda i 30-40 minuter vid 350 grader F. Ta ut och låt svalna. Skala auberginerna. Skär dem i små tärningar. Ta en stor skål och överför auberginema i den. Tillsätt lök, tomater, ägg, krydda, peppar och salt. Kasta väl. Frys in minst 1 timme i kylen och servera.

Njut av!

Morot, bacon och broccolisallad

Ingredienser

2 huvuden Färsk broccoli, hackad

½ pund bacon

1 knippe salladslök, hackad

½ kopp hackade morötter

½ kopp russin, valfritt

1 kopp majonnäs

½ kopp destillerad vit vinäger

1-2 nypa peppar

Salt att smaka

Metod

Koka baconet i en stor, djup stekpanna på medelhög värme tills det får färg. Låt rinna av och smula. Blanda broccolin, salladslöken, morötterna och baconet i en stor skål. Tillsätt salt och peppar. Kasta rätt. Ta en liten behållare eller skål och lägg majonnäsen och vinägern och vispa. Överför dressingen till grönsaksblandningen. Krydda grönsakerna med försiktig hand. Ställ i kylen minst 1 timme och servera.

Njut av!

Gurka och tomatsallad med gräddfil

Ingredienser

3-4 gurkor, skalade och skivade

2 salladsblad, till dekoration, valfritt

5-7 skivor tomater,

1 lök, tunt skivad i ringar

1 matsked. Hackad gräslök

½ kopp gräddfil

2 msk. vit vinäger

½ tsk. Dillfrön

tesked. Peppar

En nypa socker

1 tesked. salt

Metod

Lägg gurkskivorna i en skål och strö över salt. Marinera i 3-4 timmar i kylen. Ta bort gurkan och tvätta den. Häll av all vätska och överför den till en stor salladsskål. Tillsätt löken och håll åt sidan. Ta en liten skål och kombinera vinäger, gräddfil, gräslök, dillfrön, peppar och socker. Vispa blandningen och häll den över gurkblandningen. Skaka försiktigt. Ordna rätten väl med sallad och tomat. Servera omedelbart.

Njut av!

Tomat Tortellini sallad

Ingredienser

1 pund tortellinipasta

3 skalade tomater halverade

3 uns hård salami, tärnad

2/3 kopp skivad selleri

¼ kopp skivade svarta oliver

½ kopp röd paprika

1 matsked. Rödlök, tärnad

1 matsked. Tomatpuré

1 finhackad vitlöksklyfta

3 msk. rödvinsvinäger

3 msk. Balsamvinäger

2 tsk. Dijon senap

1 tesked. Honung

1/3 kopp olivolja

1/3 kopp vegetabilisk olja

¾ kopp riven provola

¼ kopp hackad färsk persilja

1 tesked. Hackad färsk rosmarin

1 matsked. Citron juice

Peppar och salt efter smak

Metod

Koka pastan enligt anvisningarna på förpackningen. Häll kallt vatten och låt rinna av. Håll det åt sidan. Använd en broiler och koka tomaterna tills skalet är delvis svart. Bearbeta nu tomaten i mixern. Tillsätt tomatpuré, vinäger, vitlök, honung och senap och mixa igen. Tillsätt gradvis olivolja och vegetabilisk olja och vispa tills det är slätt. Tillsätt salt och peppar. Blanda pastan med alla grönsaker, örter, salami och citronsaft i en skål. Häll i dressingen och blanda väl. Tjäna.

Njut av!

Broccoli och bacon i majonnässås

Ingredienser

1 knippe broccoli, skuren i buketter

½ liten rödlök, finhackad

1 kopp riven mozzarella

8 remsor bacon, kokt och smulat

½ kopp majonnäs

1 matsked. Vitvinsvinäger

kopp socker

Metod

Lägg broccolin, kokt bacon, lök och ost i en stor salladsskål. Blanda med försiktig hand. Täck över och ställ åt sidan. Blanda majonnäs, vinäger och socker i en liten behållare. Vispa kontinuerligt tills sockret löst sig och bildar en slät blandning. Häll dressingen över broccolimixen och täck jämnt.

Servera omedelbart.

Njut av!

Kycklingsallad med gurkgrädde

Ingredienser

2 burkar Kycklingnuggets, avrunna på saften

1 kopp gröna druvor utan kärnor, halverade

½ kopp hackade pekannötter eller mandel

½ dl hackad selleri

1 burk mandariner, avrunnen

¾ kopp krämig gurksalladsdressing

Metod

Ta en stor djup salladsskål. Överför kyckling, selleri, vindruvor, apelsiner och pekannötter eller mandel efter eget val. Skaka försiktigt. Tillsätt gurksalladsdressing. Belägg kyckling- och grönsaksblandningen jämnt med den krämiga dressingen. Servera omedelbart.

Njut av!

Grönsaker med pepparrotssås

Ingredienser

¾ kopp blomkålsbuketter

kopp gurka

¼ kopp hackad tomat med kärnor

2 msk. Skivade rädisor

1 matsked. Skivad grön lök

2 msk. Tärnad selleri

¼ kopp amerikansk ost i tärningar

Till smaksättningen:

2 msk. majonnäs

1-2 msk. socker

1 matsked. Pepparrot klar

1/8 tsk. Peppar

tesked. salt

Metod

Blanda blomkål, gurka, tomat, selleri, rädisa, salladslök och ost i en stor skål. Håll det åt sidan. Ta en liten skål. Blanda majonnäs, socker, pepparrot tills sockret löser sig och bildar en homogen blandning. Häll dressingen över grönsakerna och blanda väl. Kyl i 1-2 timmar. Servera kall.

Njut av!

Sötärt och pastasallad

Ingredienser

1 kopp makaroner

2 dl frysta ärtor

3 ägg

3 salladslökar, hackade

2 stjälkar selleri, hackad

¼ kopp Ranch salladsdressing

1 tesked. vitt socker

2 tsk. Vitvinsvinäger

2 söta pickles

1 dl riven cheddarost

¼ Nymalen svartpeppar

Metod

Koka pastan i kokande vatten. Tillsätt en nypa salt i den. När du är klar, skölj den med kallt vatten och töm den. Ta en kastrull och fyll den med kallt vatten. Tillsätt äggen och låt koka upp. Ta bort från värmen och täck. Låt äggen stå i varmt vatten i 10-15 minuter. Ta bort äggen från det varma vattnet och låt svalna. Skala skinnet och hacka det. Ta en liten skål och kombinera salladsdressingen, vinägern och sockret. Blanda väl och smaka av med salt och nymalen svartpeppar. Blanda pasta, ägg, grönsaker och ost. Häll i dressingen och blanda. Servera kall.

Njut av!

Färgad pepparsallad

Ingredienser

1 grön paprika, skuren i julienne strimlor

1 gul paprika, skuren i julienne-remsor

1 söt röd paprika, skuren i julienne strimlor

1 lila paprika, finhackad

1 rödlök skuren i julienne strimlor

1/3 kopp vinäger

kopp rapsolja

1 matsked. socker

1 matsked. Hackad färsk basilika

tesked. salt

En nypa peppar

Metod

Ta en stor skål och kombinera all paprika och blanda väl. Tillsätt löken och blanda igen. Ta en annan skål och tillsätt övriga ingredienser och blanda blandningen kraftigt. Häll dressingen över paprika- och lökblandningen. Blanda väl för att täcka grönsakerna. Täck blandningen och ställ den i kylen över natten. Servera kall.

Njut av!

Kycklingsallad, torkade tomater och pinjenötter med ost

Ingredienser

1 limpa italienskt bröd i tärningar

8 remsor grillad grillad kyckling

½ kopp pinjenötter

1 kopp torkade tomater

4 salladslökar skärs i 1/2-tums bitar

2 förpackningar blandad sallad

3 msk. extra virgin olivolja

½ tsk. salt

½ tsk. Nymalen svartpeppar

1 tesked. Vitlökspulver

8 uns fetaost, smulad

1 kopp balsamvinägrett

Metod

Blanda det italienska brödet och olivoljan. Krydda den med salt, vitlökspulver och salt. Lägg blandningen i ett enda lager i den smorda 9x13-tums bakformen. Placera den i den förvärmda grillen och koka tills den är brun och rostad. Ta ut ur ugnen och låt svalna. Klä pinjenötterna i en bakplåt och lägg dem på den nedre grillen i broilerugnen och rosta dem försiktigt. I en liten skål, ta hett vatten och doppa soltorkade tomater tills de är mjuka. Skiva tomaterna. Blanda alla gröna grönsaker i en salladsskål; tillsätt tomater, pinjenötter, krutonger, grillad kyckling, vinägrett och ost. Kasta väl.

Tjäna.

Njut av!

Mozzarella och tomatsallad

Ingredienser

¼ glas rödvinsvinäger

1 finhackad vitlöksklyfta

2/3 kopp olivolja Oliver

1 liter halverade körsbärstomater

1 1/2 dl delvis skummade mozzarellatärningar

¼ kopp hackad lök

3 msk. Hackad färsk basilika

Peppar efter smak

½ tsk. salt

Metod

Ta en liten skål. Tillsätt vinäger, hackad vitlök, salt och peppar och rör om tills saltet löst sig. Tillsätt oljan och vispa blandningen tills den är slät. Tillsätt tomater, ost, lök, basilika i en stor skål och blanda försiktigt. Tillsätt dressingen och blanda väl. Täck skålen och ställ den i kylen i 1 till 2 timmar. Rör om då och då. Servera kall.

Njut av!

Kryddig zucchinisallad

Ingredienser

1 ½ msk. sesamfrön

¼ kopp kycklingbuljong

3 msk. Misopasta

2 msk. Soja sås

1 matsked. Risvinäger

1 matsked. Limejuice

½ tsk. Thai chilisås

2 tsk. brunt socker

½ kopp hackad salladslök

¼ kopp hackad koriander

6 zucchini, finhackad

2 ark Nori skärs i tunna skivor

2 msk. flingad mandel

Metod

Lägg sesamfröna i en kastrull och ställ på medelvärme. Koka i 5 minuter. Rör om kontinuerligt. Rosta lätt. Kombinera kycklingbuljongen, sojasås, misopasta, risvinäger, limejuice, farinsocker, chilisås, salladslök och koriander i en skål och blanda. Blanda zucchinin och dressingen i en stor salladsskål så att de blir jämnt. Garnera zucchinin med rostade sesamfrön, mandel och nori. Servera omedelbart.

Njut av!

Tomat- och sparrissallad

Ingredienser

1 pund färsk sparris, skuren i 1-tums bitar

4 tomater, skurna i klyftor

3 koppar färska svampar, skivade

1 grön paprika, skuren i julienne strimlor

¼ kopp vegetabilisk olja

2 msk. äppelcidervinäger

1 finhackad vitlöksklyfta

1 tesked. Torkade rånblad

tesked. Chilisås

tesked. salt

tesked. Peppar

Metod

Ta en liten mängd vatten i en stekpanna och koka sparrisen tills den är knaprig och mjuk, cirka 4 till 5 minuter. Häll av den och håll den åt sidan.

Kombinera svampen med tomaterna och grön paprika i en stor salladsskål.

Blanda de övriga resterande ingredienserna i en annan skål. Blanda grönsaksblandningen med såsen. Blanda väl och täck och ställ i kylen i 2 till 3 timmar. Tjäna.

Njut av!

Gurksallad med mynta, lök och tomat

Ingredienser

2 gurkor, halverade på längden, kärnade ur och skivade

2/3 dl grovhackad rödlök

3 tomater, kärnade ur och grovt hackade

½ kopp hackade färska myntablad

1/3 kopp rödvinsvinäger

1 matsked. kalorifritt granulerat sötningsmedel

1 tesked. salt

3 msk. Olivolja

En nypa peppar

Salt att smaka

Metod

Blanda gurkor, granulerat sötningsmedel, vinäger och salt i en stor skål. Låt det dra. Den ska stå i rumstemperatur i minst 1 timme för att marinera. Då och då, rör om blandningen. Lägg tomater, lök, hackad färsk mynta. Kasta väl. Tillsätt oljan i gurkblandningen. Kasta för att täcka jämnt. Tillsätt salt och peppar efter smak. Servera kall.

Njut av!

Adas salatas

(Turkisk linssallad)

Ingredienser:

2 dl linser, rengjorda

4 koppar vatten

kopp olivolja

1 lök, skivad

2-3 vitlöksklyftor, skivade

2 tsk. Kumminpulver

1-2 citroner, endast juice

1 knippe persilja, skivad

Salta och öka efter smak

2 tomater, skurna i klyftor (valfritt)

2 ägg, hårdkokta och skurna i klyftor (valfritt)

Svarta oliver, valfritt

¼ kopp fetamjölk, valfritt, smulad eller skivad

Metod

Tillsätt bönorna och vattnet i en stor gryta och koka på medelhög värme. Sänk värmen, säkra och förbered tills den är klar. Överkoka inte. Häll av och skölj med kallt vatten. Hetta upp olivoljan i en stekpanna på medelvärme. Tillsätt rödlöken och fräs tills den är precis genomskinlig. Tillsätt vitlöksklyftor och spiskummin och fräs ytterligare 1 till 2 minuter. Lägg bönorna i en stor tallrik och tillsätt rödlöken, tomaterna och ägget. Blanda citronsaft, persilja, boost och salt. Servera färsk toppad med ost.

Njut av!

Ajvar

Ingredienser:

3 medelstora auberginer, halverade, på längden

6-8 söta röda paprikor

½ kopp olivolja

3 msk. Nyladdad ren laddad vinäger eller apelsinjuice

2-3 vitlöksklyftor, skivade

Salta och öka efter smak

Metod

Värm ugnen till 475 grader F. Placera auberginema med snittsidan nedåt på en ordentligt oljad bakplåt och grädda tills stilarna har svartnat och auberginerna är klara, cirka 20 minuter. Lägg över till en stor tallrik och låt ångkoka i några minuter. Lägg paprikorna på bakplåten och grädda, vänd, tills skalet har svartnat och paprikorna är mjuka, ca 20 minuter till. Lägg över till en annan plåt och låt ångkoka i några minuter. När de rengjorda grönsakerna har svalnat, ta bort auberginemassan i en stor tallrik eller mixer och kassera resten av delarna. Skär paprikorna och tillsätt dem i auberginerna. Använd en potatisstöt för att mosa aubergine och paprika tills den är slät, men ändå lite pinsamt. Om du använder en mixer, vispa kombinationen till önskad konsistens istället.

Njut av!

Bakdoonsiyyeh sallad

Ingredienser:

2 knippen italiensk persilja, skivad

Tahini kopp

¼ kopp citronsaft

Salt att smaka

vattenfall

Metod

Vispa ihop tahinin, skrubba färsk apelsinjuice och salt i en skål tills den är slät. Tillsätt en msk. eller två vatten precis tillräckligt för att göra en tjock dressing. Krydda efter smak. Tillsätt den hackade persiljan och blanda. Servera omedelbart.

Njut av!

Rellen sallad

Ingredienser:

2 kg gul, Yukon Gold selleri

½ kopp olja

¼ kopp nyladdad lime- eller apelsinjuice ren

2-3 amarillo chili plats, valfritt

Salta och öka efter smak

2 koppar fyllning

2-3 kokta ägg, skivade

6-8 urkärnade svarta oliver

Metod:

Lägg sellerin i en kastrull med rikligt med saltat vatten. Koka upp och koka sellerin tills den är mjuk och stel. Håll åt sidan. Mosa sellerin genom en potatisstöt eller mosa med en potatisstöt tills den är slät. Rör i oljan, öka (om du använder), kalciummineral eller ren färsk apelsinjuice och salt efter smak. Klä en lasagnepanna. Bred ut 50 % av sellerin på botten av tallriken och jämna ut. Fördela din favoritfyllning på samma sätt över sellerin. Fördela resten av sellerin över fyllningen på samma sätt. Lägg en offertallrik upp och ner ovanpå kausatallriken. Använd båda händerna och vänd tallriken mot tallriken och släpp orsaken på tallriken. Garnera saken dekorativt med det hårdkokta ägget och oliverna och, om du vill, en krydda.

Njut av!

Curtido sallad

Ingredienser:

½ kålhuvud

1 morot, skalad och riven

1 kopp bönor

4 koppar kokande vatten

3 skivade vårlökar

½ kopp vit äppelcidervinäger

½ kopp vatten

1 jalapeno eller serrano peppar boost

½ tsk. salt

Metod

Lägg upp grönsakerna och bönorna i en stor värmesäker form. Tillsätt det mousserande vattnet i skålen för att täcka grönsakerna och bönorna och ställ åt sidan i cirka 5 minuter. Häll av i ett durkslag, krama ur så mycket vätska som möjligt. Lägg tillbaka grönsakerna och bönorna på tallriken och blanda med resten av elementen. Låt stelna i kylen ett par timmar. Servera kall.

Njut av!

Gado Gado sallad

Ingredienser

1 kopp gröna bönor, kokta

2 morötter, skalade och skivade

1 kopp gröna bönor, skurna i 2-tums längder, ångade

2 potatisar, skalade, kokta och skivade

2 koppar romainesallat

1 Gurka, skalad, skuren i ringar

2-3 tomater, skurna i klyftor

2-3 hårdkokta ägg, skurna i klyftor

10-12 Krupuk, räkkex

jordnötssås

Metod

Blanda alla ingredienser, utom romansallaten, och blanda väl. Servera salladen på en bädd av romansallad.

Njut av!

Hobak Namulu

Ingredienser

3 Hobak eller zucchini squash, skuren i halvmånar

2-3 vitlöksklyftor, hackad

1 tesked. socker

salt

3 msk. Sojamarinad

2 msk. Rostad sesamolja

Metod

Ta en kastrull med vatten att ånga på medelhög värme. Tillsätt krossen och koka i ca 1 minut. Häll av och skölj med kallt vatten. Dränera igen. Blanda alla ingredienser och blanda väl. Servera varmt till ett urval av japanska sidorätter och en huvudmåltid.

Njut av!

Horiatiki sallad

Ingredienser

3-4 tomater kärnade ur och hackade

1 gurka, skalad, urkärnad och hackad

1 rödlök, skivad

½ kopp Kalamata oliver

½ dl fetaost, hackad eller smulad

½ kopp olivolja

kopp äppelcidervinäger

1-2 vitlöksklyftor, hackade

1 tesked. Origan

Salta och smaka av

Metod

Kombinera de färska grönsakerna, oliverna och mejeriprodukterna i en enorm, icke-reaktiv maträtt. Blanda i en annan maträtt olivolja, äppelcidervinäger, vitlöksklyftor, oregano, krydda och salt. Häll dressingen i fatet med de färska grönsakerna och blanda. Ställ åt sidan för att marinera i en halvtimme och servera varm.

Njut av!

Waldorf kycklingsallad

Ingredienser:

Salt och peppar

4,6 till 8 ounce ben- och hudfria fjäderfäbröst, inte större än 1 tum, tunga, trimmade

½ kopp majonnäs

2 msk. citron juice

1 tesked. Dijon senap

½ tsk. malda fänkålsfrön

2 revbenselleri, hackade

1 schalottenlök, finhackad

1 Granny Smith skalade, kärnade ur, halverade och skar i 1-tums bitar

1/2 dl valnötter, hackade

1 matsked. skivad färsk dragon

1 tesked. skivad färsk timjan

Metod

Lös upp 2 msk. salt i 6 dl kallt vatten i en kastrull. Sänk ner fjäderfän i vatten. Värm grytan över varmt vatten upp till 170 grader Celsius. Stäng av värmen och låt vila i 15 minuter. Lägg tillbaka fågeln på en tallrik klädd med hushållspapper. Kyl tills fågeln är kall, ungefär en halvtimme. Medan fågeln svalnar, blanda ihop majonnäs, citronsaft, senap, mald fänkål och ¼ tsk. höj ihop i en stor tallrik. Klappa fjäderfän torr med svampar och skär i halv-tums bitar. Lägg tillbaka fågeln i skålen med majonnäsblandningen. Tillsätt havregryn, schalottenlök, äppeljuice, valnötter, dragon och timjan; kasta för att blanda. Krydda med boosten och tillsätt salt efter smak. Tjäna.

Njut av!

Linssallad med oliver och fetaost

Ingredienser:

1 dl bönor, plockade och sköljda

Salt och peppar

6 koppar vatten

2 koppar fjäderfäbuljong med låg natriumhalt

5 vitlöksklyftor, lätt krossade och skalade

1 lagerblad

5 msk. extra virgin olivolja

3 msk. Vitvinsvinäger

½ kopp grovt skivade texturerade Kalamata-oliver

½ kopp fint resultat färskt, hackat

1 stor schalottenlök, hackad

kopp smulad fetaost

Metod

Blötlägg bönorna i 4 koppar varmt vatten med 1 tsk. salt i den. Dränera väl. I en kastrull, kombinera bönorna, återstående vatten, fond, vitlök, lagerblad och salt och koka tills bönorna är mjuka. Låt rinna av och släng vitlöken och lagerbladen. I en skål, kombinera med resten av ingredienserna och blanda väl. Servera garnerad med lite fetaost.

Njut av!

Thai grillad nötköttsallad

Ingredienser:

1 tesked. paprika

1 tesked. paprika krydda peppar

1 matsked. vitt ris

3 msk. kalciummineraljuice, 2 limefrukter

2 msk. fisksås

2 msk. vattenfall

½ tsk. socker

1,1 1/2 pund flankmjöl, hackat

Salt och vit boost, grovmalen

4 schalottenlök, tunt skivade

1 1/2 koppar färskt resulterar i, riven

1 1/2 dl färska korianderblad

1 thailändsk chile, skaftad och tunt skivad

1 kärnfri engelsk gurka, skivad 1/4 tum bred tung på sned

Metod

Grilla flankrätterna på hög värme tills de är genomstekta. Ställ åt sidan för att vila. Skär i lagom stora bitar. Blanda alla ingredienserna i en skål och blanda väl tills det är blandat. Servera omedelbart.

Njut av!

Amerikansk sallad

Ingredienser

1 litet rödkålshuvud, strimlad

1 stor morot, riven

1 äpple, urkärnat och hackat

Saft av minst 50% Key lime

25 vita kärnfria druvor, skivade

1/2 dl valnötter, hackade

3/4 kopp russin, gyllene russin ser bäst ut, men jag föredrar det vanliga för smaken

1/2 vit lök, hackad

4 msk. majonnäs

Metod

I den ordning som anges lägger du till alla föremål på ett stort fat. Blanda väl efter att ha tillsatt limejuice till allt innehåll.

Njut av!

www.ingramcontent.com/pod-product-compliance
Lightning Source LLC
Chambersburg PA
CBHW050345120526
44590CB00015B/1565